针`灸`经`典`医`籍`必`读`丛`书

奇经八脉考

明·李时珍 著

杨其霖 田思胜 校注

中国健康传媒集团·北京

中国医药科技出版社

内 容 提 要

奇经八脉，语出《难经》，其论出于《素问》。因非十二正经，故谓之奇经。李时珍以八脉散在群书，略而不悉，医不知此，难探病机，遂参考诸家之说，汇集成编。本书内容包括奇经八脉总说、奇经八脉、气口九道脉等，以阐发《内经》之旨，较滑伯仁《十四经发挥》更加详尽。本书可供针灸专业、中医临床各科医生参阅，也可供针灸爱好者学习之用。

图书在版编目（CIP）数据

奇经八脉考／（明）李时珍著；杨其霖，田思胜校注 . -- 北京：中国医药科技出版社，2025. 9. --（针灸经典医籍必读丛书）. — ISBN 978 - 7 - 5214 - 5311 - 9

Ⅰ. R224. 1

中国国家版本馆 CIP 数据核字第 2025NM7552 号

美术编辑 陈君杞
版式设计 南博文化

出版 **中国健康传媒集团**｜中国医药科技出版社
地址 北京市海淀区文慧园北路甲 22 号
邮编 100082
电话 发行：010 - 62227427 邮购：010 - 62236938
网址 www. cmstp. com
规格 880 × 1230mm $\frac{1}{32}$
印张 1 $\frac{3}{4}$
字数 31 千字
版次 2025 年 9 月第 1 版
印次 2025 年 9 月第 1 次印刷
印刷 北京侨友印刷有限公司
经销 全国各地新华书店
书号 ISBN 978 - 7 - 5214 - 5311 - 9
定价 **15. 00 元**

获取新书信息、投稿、为图书纠错，请扫码联系我们。

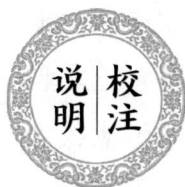

　　《奇经八脉考》成书于明万历戊寅年（1578年），由明代李时珍（约公元1518—1593年）编撰。李时珍，字东璧，湖广黄州府蕲州（今湖北省蕲春县）人，晚年自号濒湖山人，明代著名医药学家。

　　自《黄帝内经》《难经》以来，历代医家对奇经八脉有诸多研究，但相关内容在众多医书中较为分散且不够详尽。李时珍有感于此，对奇经八脉进行详细考证，并在考证的基础上，提出了自己对奇经八脉的独特见解，对一些传统观点进行了辨析和探讨。该书现有清刻本、石印本《四库全书》本及与《濒湖脉学》的合印本等。

　　本次点校以清光绪十一年（1885年）合肥张绍棠味

古斋本为底本，参以上海市中医文献馆藏有的 1912 年鸿宝斋石印本以及上海科学技术出版社 1990 年出版（王罗珍、李鼎校注，李成之审阅）的《〈奇经八脉考〉校注》点校本。在校注过程中力争保持原貌，但也做出了以下调整。

1. 原书为竖排繁体，现改为横排简体。异体字、古体字、通假字等均径改为现行通用简化字，不出校。

2. 对底本中明显的错字，径改，不出校。

3. 对底本与校本互异，或难以判断是非或两义皆通者，则不改原文，而出校记并存，或酌情表示有倾向性意见；若属虚词而无损文义者，或底本无误而显系校本讹误者，一般不予处理。若底本与校本虽同，但原文却有误者，予以勘正。若怀疑有误而不能肯定者，不改原文，只在校注中说明。

4. 对一些已己不分、日曰混用等字，均予以校正，不出校记。

由于水平所限，错点漏校之处在所难免，还望读者不吝指正。

校注者

2025 年 6 月

题《奇经八脉考》

奇经八脉，闻之旧矣，而不解其奥。今读濒湖李君《八脉考》，原委精详，经络贯彻，顿觉蒙开塞决，胸次豁然，诚仙、医二家入室指南也。然匪易牙，亦未易味之。李君博极群书，参讨今古，九流百氏，咸有撰述。此特其一脔尔，因僭述其概而题之。

隆庆壬申中秋日道南吴哲拜题

《奇经八脉考》引

　　《奇经八脉考》者，李君濒湖所撰，辑以活人者也。经有正有奇，独考奇者。奇经，人所略，故致详焉。并病原治法靡不条具，若指诸掌，岂惟医学有赖，玄修之士，亦因以见身中造化真机矣。用心之勤如此，何其仁哉！濒湖世儒，兼以医鸣，一门父子兄弟，富有著述，此特见一斑耳。问不佞，尝推其直谅多闻之益。因僭识简端，以告后之君子。

明万历丁丑小暑日同里日岩顾问顿首书

重刊脉学奇经八脉叙

　　余奉中丞夏公教，既刻《本草纲目》矣。临川令袁君，与李君时珍乡人也，则取其《脉学》与《奇经八脉考》示余曰：李君平生学力尽在此，幸并刻之为全书。余念古良医治疾，未有不先诊脉者，自轩岐已然。辨人鬼、别男女，特其粗尔。微茫呼吸之间，而生死轻重系焉。如济北才人，颜色不变而在死法中，其脉病也。故曰：无数者同之，有数者异之。苟不明乎脉之法，则所同者多矣。

　　《脉学》者，专辨《脉诀》之误也。今之医者，无不诵《脉诀》，而李君谓非叔和著，特条列而正之。然非李君之言也。宋陈无择尝斥为高阳生作矣。亦非无择之言也，朱晦翁尝讥其鄙浅伪书矣。《脉诀》行而《脉经》隐。《脉诀》之误既明，《脉经》其可复兴乎。奇经八脉者，其名出于《难经》，而其论源于《素问》，以非十二经之正，故谓之奇经也。昔淳于意拜受公乘阳庆《脉书》《奇咳术》即此。世之医者，且不能与其数，况通其义乎？叔和曰：天雨降下，沟渠溢满，圣人不能图也。脉络流溢诸经，不能复拘也。然则八脉可以不讲乎？八脉明而脉理尽矣，脉理尽而病无不察，可以穷吾治之之方矣。

语云：人之所病，病疾多，而医之所病，病道少。通乎《脉学》，又通乎《八脉》之学，道其患少也乎哉？因并刻附于本草之后。

癸卯秋七月上浣长洲张鼎思书

目 录

奇经八脉总说

　　凡人一身，有经脉、络脉，直行曰经，旁支曰络。经凡十二，手之三阴三阳，足之三阴三阳是也。络凡十五，乃十二经各有一别络，而脾又有一大络，并任督二络，为十五也。《难经》作阴络、阳络。共二十七气，相随上下，如泉之流，如日月之行，不得休息。故阴脉营于五脏，阳脉营于六腑。阴阳相贯，如环无端，莫知其纪，终而复始。其流溢之气，入于奇经，转相灌溉，内温脏腑，外濡腠理。奇经凡八脉，不拘制于十二正经，无表里配合，故谓之奇。盖正经犹夫沟渠，奇经犹夫湖泽。正经之脉隆盛，则溢于奇经。故秦越人比之天雨降下，沟渠溢满，霶霈妄行，流于湖泽；此发《灵》《素》未发之秘旨也。八脉散在群书者，略而不悉。医不知此，罔探病机；仙不知此，难安炉鼎。时珍不敏，参考诸说，萃集于下，以备学仙医者，筌蹄之用云。

八　脉

　　奇经八脉者，阴维也，阳维也，阴跷也，阳跷也，冲也，任也，督也，带也。阳维起于诸阳之会，由外踝而上行于卫分；阴维起于诸阴之交，由内踝而上行于营分，所以为一身之纲维也。阳跷起于跟中，循外踝上行于身之左右；阴跷起于跟中，循内踝上行于身之左右，所以使机关之跷捷也。督脉起于会阴，循背而行于身之后，为阳脉之总督，故曰阳脉之海；任脉起于会阴，循腹而行于身之前，为阴脉之承任，故曰阴脉之海；冲脉起于会阴，夹脐而行，直冲于上，为诸脉之冲要，故曰十二经脉之海；带脉则横围于腰，状如束带，所以总约诸脉者也。是故阳维主一身之表，阴维主一身之里，以乾坤言也；阳跷主一身左右之阳，阴跷主一身左右之阴，以东西言也；督主身后之阳，任冲主身前之阴，以南北言也；带脉横束诸脉，以六合言也。是故医而知乎八脉，则十二经、十五络之大旨得矣；仙而知乎八脉，则虎龙升降，玄牝幽微之窍妙得矣。

阴维脉

阴维起于诸阴之交，其脉发于足少阴筑宾穴（为阴维之郄，在内踝上五寸腨肉分中），上循股内廉，上行入小腹，会足太阴、厥阴、少阳、阳明于府舍（在腹哀下三寸，去腹中行四寸半），上会足太阴于大横、腹哀（大横在腹哀下一寸五分，腹哀在日月下一寸五分，并去腹中行四寸半），循胁肋，会足厥阴于期门（直乳下一寸半），上胸膈夹咽，与任脉会于天突、廉泉，上至顶前而终（天突在结喉下四寸半宛宛中，廉泉在结喉下二寸中央是穴）。凡一十四穴。

阳维脉

阳维起于诸阳之会，其脉发于足太阳金门穴（在足外踝下一寸五分），上外踝七寸，会足少阳于阳交（为阳维之郄，在外踝上七寸，斜属二阳之间），循膝外廉，上髀厌，抵少腹侧，会足少阳于居髎（在章门下八寸，监骨上陷中），循胁肋，斜上肘上，会手阳明、手足太阳于臂臑（在肘上七寸，两筋罅陷中，肩髃下一寸），过肩前，与手少阳会于臑会、天髎（臑会在肩前廉，去肩端三寸宛宛中，天髎在缺盆中，上毖骨际陷中央），却会手足少阴、足阳明于肩井（在肩上陷中，缺盆上，大骨前一寸五分），入肩后，会手太阳、阳跷于臑俞（在肩后，大骨下胛上廉陷中），上循耳后，会手足少阳于风池（在耳后发际陷中），上脑空（承灵后一寸半，夹玉枕骨下陷中）、承灵（正营后一寸半）、正营（目窗后一寸）、目窗（临泣后一寸）、临泣（在瞳仁直上，入发际五分陷中），下额与手足少阳、阳明五脉会于阳白（眉上一寸，直瞳仁相对），循头入耳，上至本神而止（本神直耳上入发际中）。凡三十二穴。

二维为病

越人曰：阳维、阴维者，维络于身，溢蓄不能环流灌溉诸经者也。故阳维起于诸阳之会，阴维起于诸阴之交。阳维维于阳，阴维维于阴。阴阳不能自相维，则怅然失志，溶溶不能自收持。又曰：阳维为病苦寒热，阴维为病苦心痛。溶溶，缓慢貌。

张洁古曰：卫为阳，主表。阳维受邪，为病在表，故苦寒热。营为阴，主里。阴维受邪，为病在里，故苦心痛。阴阳相维，则营卫和谐矣。营卫不谐，则怅然失志，不能自收持矣。何以知之？仲景云：病常自汗，是卫气不与营气和也，宜桂枝汤和之。又云：服桂枝反烦不解，先刺风池、风府，却与桂枝汤。此二穴，乃阳维之会也。谓桂枝后，尚自汗、发热、恶寒，其脉寸浮尺弱而反烦，为病在阳维，故先针此二穴。仲景又云：脏无他病，时发热，自汗出而不愈，此卫气不和也，桂枝汤主之。

又曰：阴维为病苦心痛，治在三阴之交。太阴证，则理中汤；少阴证，则四逆汤；厥阴证，则当归四逆汤、吴茱萸汤主之。

李濒湖曰：阳维之脉，与手足三阳相维，而足太阳、少阳则始终相联附者。寒热之证，惟二经有之。故阳维为病，亦苦寒热。盖卫气昼行于阳，夜行于阴。阴虚则内热，阳虚则外寒。邪气在经，内与阴争而恶寒，外与阳争而发热。则寒热之在表而兼太阳证者，有汗当用桂枝，无汗当用麻黄；寒热之在半表半里而兼少阳证者，当用小柴胡加减治之。若夫营卫惵卑而病寒热者，黄芪建中及八物汤之类主之。洁古独以桂枝一证属之阳维，似未扩充。至于阴维为病主心痛，洁古独以三阴温里之药治之，则寒中三阴者宜矣，而三阴热厥作痛，似未备矣。盖阴维之脉，虽交三阴而行，实与任脉同归。故心痛多属少阴、厥阴，任脉之气上冲而然。暴痛无热，久痛无寒。按之少止者为虚，不可按近者为实。凡寒痛，兼少阴及任脉者，四逆汤；兼厥阴者，当归四逆汤；兼太阴者，理中汤主之。凡热痛，兼少阴及任脉者，金铃散、延胡索散；兼厥阴者，失笑散；兼太阴者，承气汤主之。若营血内伤，兼夫任、冲、手厥阴者，则宜四物汤、养营汤、妙香散之类。因病药之，如此则阴阳虚实，庶乎其不瘥矣。

王叔和《脉经》曰：寸口脉，从少阴斜至太阳，是阳维脉也。动苦肌肉痹痒，皮肤痛，下部不仁，汗出而寒。又苦癫仆羊鸣，手足相引，甚者失音不能言，宜取客主人（在耳前起骨上廉，开口有空，乃手足少阳、阳明之会）。

又曰：寸口脉，从少阳斜至厥阴，是阴维脉也。动苦癫痫僵仆羊鸣，又苦僵仆失音，肌肉痹痒，应时自发汗出，恶风，身洗洗然也。取阳白、金门（见前）、仆参（见阳跷）。

濒湖曰：王叔和以癫痫属阴维、阳维，《灵枢经》以癫痫属阴跷、阳跷，二说义异旨同。盖阳维由外踝而上，循阳分而至肩肘，历耳额而终行于卫分诸阳之会。阴维由内踝而上，循阴分而上胁至咽，行于营分诸阴之交。阳跷起于跟中，循外踝上行于股外，至胁肋肩髆，行于一身之左右，而终于目内眦。阴跷起于跟中，循内踝上行于股内，阴气行于一身之左右，至咽喉会任脉，而终于目内眦。邪在阴维、阴跷则发癫，邪在阳维、阳跷则发痫。痫动而属阳，阳脉主之；癫静而属阴，阴脉主之。大抵二疾当取之四脉之穴，分其阴阳而已。

王叔和曰：诊得阳维脉浮者，暂起目眩。阳盛实者，苦肩息，洒洒如寒。诊得阴维脉沉大而实者，苦胸中痛，胁下支满，心痛。其脉如贯珠者，男子两胁下实，腰中痛，女子阴中痛，如有疮状。

《素问·腰痛论》曰：阳维之脉，令人腰痛，痛上怫然肿。刺阳维之脉与太阳，合腨间，去地一尺。

王启玄曰：阳维起于阳，则太阳之所生。并行而上至腨，下复与太阳合而上也。去地一尺，乃承山穴也，在锐腨之下，分肉间陷中，可刺七分。

肉里之脉，令人腰痛不可以咳，咳则筋缩急，刺肉里之脉为二痏，在太阳之外，少阳绝骨之后。

王启玄曰：肉里之脉，少阳所生，阳维脉气所发，绝骨之后，阳维所过分肉穴也。在足外踝直上绝骨之端，如后二分，筋肉分间，刺可五分。

飞阳之脉，令人腰痛，痛拂拂然，甚则悲以恐。

启玄曰：此阴维之脉也，去内踝上五寸腨分中，并少阴经而上也。刺飞阳之脉。在内踝上一寸，少阴之前与阴维之会，筑宾穴也。《甲乙经》云：太阳之络，别走少阴者，名曰飞阳。

阴跷脉

　　阴跷者，足少阴之别脉，其脉起于跟中，足少阳然谷穴之后（然谷在内踝前下一寸陷中），同足少阴循内踝下照海穴（在内踝下五分），上内踝之上二寸，以交信为郄（交信在内踝骨上，少阴前、太阴后廉筋骨间），直上循阴股入阴，上循胸里入缺盆，上出人迎之前，至咽咙，交贯冲脉，入顺内廉，上行属目内眦，与手足太阳、足阳明、阳跷五脉会于睛明而上行（睛明在目内眦外一分宛宛中）。凡八穴。

　　张紫阳《八脉经》云：八脉者，冲脉在风府穴下，督脉在脐后，任脉在脐前，带脉在腰，阴跷脉在尾闾前阴囊下，阳跷脉在尾闾后二节，阴维脉在顶前一寸三分，阳维脉在顶后一寸三分。凡人有此八脉，俱属阴神闭而不开，惟神仙以阳气冲开，故能得道。八脉者，先天大道之根，一气之祖。采之惟在阴跷为先，此脉才动，诸脉皆通。次督、任、冲三脉，总为经脉造化之源。而阴跷一脉，散在丹经，其名颇多，曰天根，曰死户，曰复命关，曰酆都鬼户，曰死生根。有神主之，名曰桃康。上通泥丸，下透涌泉，倘能知此，使真气聚散，皆从此关窍，则天门常开，地户永闭。尻脉周流于一身，贯通上下，和气自然上朝，阳长阴消，水中火发，雪里花开。所谓：天根月窟闲来往，三十六宫都是春。得之者，身体轻健，容衰返壮，昏昏默默，如醉如痴，此其验也。要知西南之乡，乃坤地，尾闾之前，膀胱之后，小肠之下，灵龟之上。此乃天地逐日所生，气根产铅之地也。医家不知有此。

濒湖曰：丹书论及阳精河车，皆往往以任冲督脉命门三焦为说，未有专指阴跷者。而紫阳《八脉经》所载经脉，稍与医家之说不同。然内景隧道，惟返观者能照察之。其言必不谬也。

阳跷脉

　　阳跷者，足太阳之别脉。其脉起于跟中，出于外踝下足太阳申脉穴（在外踝下五分陷中，容爪甲白肉际），当踝后绕跟，以仆参为本（在跟骨下陷中，拱足得之），上外踝上三寸，以跗阳为郄（在外踝上三寸，足太阳之穴也），直上循股外廉，循胁后、胛上，会手太阳、阳维于臑俞（在肩后大骨下胛上廉陷中），上行肩髃外廉，会手阳明于巨骨（在肩尖端上行，两叉骨罅间陷中），会手阳明、少阳于肩髃（在髃骨头肩端上，两骨罅陷宛宛中，举臂取之有空），上人迎，夹口吻，会手足阳明、任脉于地仓（夹口吻旁四分外，如近下有微脉动处），同足阳明上而行巨窌（夹鼻孔旁八分，直瞳子，平水沟），复会任脉于承泣（在目下七分，直瞳子陷中），至目内眦，与手足太阳、足阳明、阴跷五脉会于睛明穴（见阴跷下），从睛明上行入发际，下耳后，入风池而终（风池在耳后，夹玉枕骨下发际陷中）。凡二十二穴。

　　《难经》曰：跷脉从足至目，长七尺五寸，合一丈五尺。

　　《甲乙经》曰：跷脉有阴阳，何者当其数？曰：男子数其阳，女子数其阴。当数者为经，不当数者为络。

气之在身也，如水之流，如日月之行不休，故阴脉营其脏，而阳脉营其腑，如环之无端，莫知其纪，终而复始。其流溢之气，内溉脏腑，外濡腠理。

二跷为病

秦越人《难经》曰：阴络者，阴跷之络；阳络者，阳跷之络。阴跷为病，阳缓而阴急；阳跷为病，阴缓而阳急。

王叔和《脉经》曰：阴跷脉急，当从内踝以上急，外踝以上缓；阳跷脉急，当从外踝以上急，内踝以上缓。

又曰：寸口脉，前部左右弹者，阳跷也。动苦腰背痛，又为癫痫僵仆羊鸣，恶风偏枯，㾓痹身体强。

又曰：微涩为风痫，并取阳跷，在外踝上三寸，直绝骨是穴（胕阳穴也）。

又曰：寸口脉，后部左右弹者，阴跷也。动苦癫痫寒热，皮肤淫痹。又为少腹痛里急，腰及髋窌下相连阴中痛。男子阴疝，女子漏下不止。髋，髀骨也。窌，腰下穴也。

曰：癫痫瘈疭，不知所苦。两跷之下，男阳女阴。

张洁古曰：跷者，捷疾也。二脉起于足，使人跷捷也。阳跷在肌肉之上，阳脉所行，通贯六腑，主持诸表，故名为阳跷之络。阴跷在肌肉之下，阴脉所行，通贯五脏，主持诸里，故名为阴跷之络。阴跷为病，阴急，则阴厥胫直，五络不通，表和里病；阳跷为病，阳急，则狂走目不眜，表病里和。阴病则热，可灸照海、阳陵泉（在膝下一寸，胻外廉陷中，足少阳之合也，筋病治此）；阳病则寒，可针风池、风府（在项后入发际一寸，大筋内宛宛中，督脉、太阳、阳维之会也）。

又曰：在阳表者，当汗之。在阴里者，当下之。

又曰：癫痫昼发，灸阳跷；夜发，灸阴跷。

《素问·腰痛论》曰：腰痛不可举者，申脉、仆参举之（太阳之穴，阳跷之本也）。

又曰：会阴之脉，令人腰痛，痛上漯漯然汗出。汗干令人欲饮，饮已欲走。刺直阳之脉上三痏。在跷上郄下五寸横居，视其盛者出血。

王启玄云：足太阳之脉，循腰下会于后阴，故曰会阴。直阳之脉，夹脊下行，贯臀至腘。循腨过外踝之后，条直而行者，故曰直阳之脉也。跷为阳跷所生，申脉穴也。跷上郄下，乃承筋穴也，即腨中央如外陷者中也。太阳脉气所发，禁针刺。但视其两腨中央有血络盛满者，乃刺之出血。

又曰：昌阳之脉，令人腰痛。痛引膺，目䀮䀮然，甚则反折，舌卷不能言。刺内筋为三痏。在内踝上、大筋前、太阴后，上踝二寸所。

王启玄云：阴跷起于然谷之后，上内踝之上，循阴股入阴，而循腹入胸里、缺盆，上出人迎之前，入頄内廉，属目内眦，会于太阳、阳跷而上行，故病状如此。内筋即阴跷之郄，交信穴也。

《素问·缪刺论》曰：邪客于足阳跷之脉，令人目痛。从内眦始，刺外踝之下半寸所，各二痏（即中脉也）。左刺右，右刺左，如人行十里顷而已。

《灵枢经》曰：目中赤痛，从内眦始。取之阴跷（交信穴也）。

又曰：风痉反折，先取足太阳及腘中及血络出血。若中有寒邪，取阴跷及三毛上及血络出血。

李濒湖云：足太阳，京骨穴也。在足外侧小趾本节后大骨下，赤白际陷中。针三分，灸七壮。腘中，委中穴也，在曲膝后横纹中，针三分。阴跷，取交信穴（见前）。三毛，大敦穴也，在足大趾外侧三毛中，肝脉之井也，针三分，灸三壮。血络者，视其处有络脉盛满者，出其血也。

又曰：阴跷阳跷，阴阳相交，阳入阴，阴出阳，交于目锐眦。阳气盛则瞋目，阴气盛则瞑目。热厥取足太阳、少阳。

《甲乙经》曰：人病目闭不得视者，卫气留于阴，不得行于阳，留于阴则阴气盛，阴气盛则阴跷满，不得入于阳则阳气虚，故目闭也。

病目不得瞑者，卫气不得入于阴，常留于阳。留于阳则阳气满，阳气满则阳跷盛，不得入于阴则阴气虚，故目不瞑也。

《灵枢》曰：五谷入于胃也，其糟粕、津液、宗气，分为三隧，故宗气积于胸中，出于喉咙，以贯心肺而行呼吸焉。营气者，泌其津液，注之于脉，化而为血，以荣四末，内注五脏六腑，以应刻数焉。卫气者，出其悍气之剽疾，而先行于四末分肉皮肤之间而不休焉。昼日行于阳，夜行于阴，常从足少阴分间，行于五脏六腑。今厥气客于五脏六腑，则卫气独卫其外行于阳，不得入于阴。行于阳则阳气盛，阳气盛则阳跷陷，不得入于阴则阴气虚，故目不瞑也。治当补其不足，泻其有余，以通其道而去其邪，饮以半夏汤一剂。阴阳已通，其卧立至。其方用流水千里以外者八升，扬之万遍，取其清五升煮之，炊以苇薪，火沸置秫米一升，治半夏五合，徐炊令至一升半。去其滓，饮汁一小杯，日三稍益，以知为度。故其病新发者，覆杯则卧，汗出则已，久者三饮而已。

李濒湖云：《灵枢》有云足太阳之筋为目上纲，足阳明之筋为目下纲，寒则筋急目不合，热则筋纵目不开。又云：壮者血气盛，肌肉滑，营卫不失其常，故昼精而夜瞑。老人气血衰，气道涩，卫气内伐，故昼不精而夜不瞑。又云：多卧者，肠胃大而皮肤涩，分肉不解，卫气行迟故也。张子和云：思气所至为不眠，为嗜卧。巢元方云：脾病困倦而嗜卧，胆病多烦而不眠。王叔和《脉经》云：水流夜疾有声者，土休故也，人亦应之。人夜卧则脾不动摇，脉为之数疾也。一云：脾之候在睑，睑动则知脾能消化也。脾病则睑涩嗜卧矣。数说皆论目闭目不瞑，虽不言及二跷，盖亦不离乎阴阳营卫虚实之理，可互考者也。

冲　脉

冲为经脉之海，又曰血海。其脉与任脉皆起于少腹内胞中，其浮而外者，起于气冲（一名气街，在少腹毛中两旁各二寸，横骨两端动脉宛宛中，足阳明穴也），并足阳明、少阴二经之间，循腹上行至横骨（足阳明去腹中行二寸，少阴去腹中行五分，冲脉行于二经之间也。横骨在阴上横骨中，宛如偃月，去腹中行一寸半），夹脐左右各五分，上行历大赫（横骨上一寸，去腹中行一寸半）、气穴（即胞门，一名子户，大赫上一寸，去腹中行一寸半，少阴、冲脉之会）、四满（气穴上一寸）、中注（四满上一寸）、肓俞（中注上一寸）、商曲（肓俞上一寸）、石关（商曲上一寸）、阴都（石关上一寸）、通谷（阴都上一寸）、幽门（通谷上一寸，夹巨阙两旁各五分陷中），至胸中而散。凡二十四穴。

《灵枢经》曰：冲任皆起于胞中，上循背里，为经络之海。其浮而外者，循腹右上行，会于咽喉，别而络唇口。血气盛则充肤热肉，血独盛则澹渗皮肤生毫毛。妇人有余于气，不足于血，月下数脱血，任冲并伤，脉不荣其口唇，故髭须不生。宦者去其宗筋，伤其冲任，血泻不复，皮肤内结，唇口不荣，故须亦不生。天宦不脱于血而任冲不盛，宗筋不强，有气无血，唇口不荣，故须亦不生。

《素问·水热穴论》曰：三阴之所交，结于脚也。踝上各一行者，此肾脉之下行也，名曰太冲。

王启玄曰：肾脉与冲脉并下行，循足入而盛大，故曰太冲。一云：冲脉起于气冲，冲直而通，故谓之冲。

《素问·阴阳离合论》曰：圣人南面而立，前曰广明，后曰太冲。太冲之地，名曰少阴。其冲在下，名曰太阴。

启玄曰：心脏在南，故前曰广明。冲脉在北，故后曰太冲。足少阴肾脉与冲脉合而盛大，故曰太冲。两脉相合为表里也。冲脉在脾之下，故曰其冲在下，名曰太阴。

《灵枢经》曰：帝曰，少阴之脉独下行，何也？岐伯曰：不然。夫冲脉者，五脏六腑之海也。其上者，出于颃颡，渗诸阳，灌诸精。其下者，注于少阴之大络，起于肾下，出于气街，循阴股内廉，斜入腘中，伏行骭骨内廉，并少阴之经，下入内踝之后，入足下。其别者，并于少阴，渗三阴，斜入踝，伏行出属跗属，下循跗上，入大趾之间，渗诸络而温足胫肌肉，故其脉常动。别络结则跗上不动，不动则厥，厥则寒矣。

王海藏曰：手少阳三焦相火为一府，右肾命门为相火，心包主亦名相火，其脉同诊。肾为生气之门，出而治脐下，分三歧，上冲夹脐过天枢，上至膻中两乳间，元气所系焉。又手三焦、太阳之别，并足太阳正路入络膀胱，约下焉。三焦者，从头至心，心至脐，脐至足，为上中下三焦，其实真元一气也。故曰：有脏无腑。《脉诀》云：三焦无状空有名，寄在胸中膈相应。一云：其府在气街中，上焦在胃上口，治在膻中；中焦在胃管，治在脐旁；下焦在脐下膀胱上口，治在脐。《经》曰：原气者，三焦之别使也，肾间动气者，真元一气，分为三路，人之生命也，十二经之根本也。

李濒湖曰：三焦，即命门之用，与冲任督相通者，故附著于此。

冲脉为病

越人《难经》曰：冲脉为病，逆气而里急。

《灵枢经》曰：气逆上，刺膺中陷下者与下胸动脉。腹痛，刺脐左右动脉，按之立已。不已，刺气街，按之立已。

李东垣曰：秋冬之月，胃脉四道，为冲脉所逆，胁下少阳脉二道而反上行，名曰厥逆。其证气上冲咽，不得息而喘息有音，不得卧，宜调中益气汤加吴茱萸五分，随气多少用之。《脾胃论》。夏月有此，乃大热之证，用黄连、黄柏、知母各等份，酒洗炒为末，白汤和丸，每服一二百丸，空心白汤下，即以美膳压之，不令停留胃中，直至下元，以泻冲脉之邪也。盖此病随四时寒热温凉治之。

又曰：凡逆气上冲，或兼里急，或作躁热，皆冲脉逆也。若内伤病此，宜补中益气汤，加炒柏、炒连、知母，以泄冲脉。凡肾火旺及任督冲三脉盛者，则宜用酒炒黄柏、知母，亦不可久服，恐妨胃也。或腹中刺痛，或里急，宜多用甘草。或虚坐而大便不得者，皆属血虚。血虚则里急，宜用当归。逆气里急，膈咽不通，大便不行者，宜升阳泻热汤主之。方见《兰室秘藏》。麻木，厥气上冲，逆气上行，妄闻妄见者，宜神功丸主之。方见《兰室秘藏》。

孙真人《千金方》云：咳唾手足厥逆，气从小腹上冲胸咽，其面翕热如醉，因复下流阴股，小便难，时复冒者，寸脉沉，尺脉微，宜茯苓五味子汤，以治其气冲。其方用茯苓、五味子二钱，桂心、甘草一钱，水煎服。胸满者去桂。

程篁墩曰：太平侯病膻中痛，喘呕吞酸，脐上一点气上至咽喉如冰，每子后申时辄发。医以为大寒，不效。祝橘泉曰：此得之大醉及厚味过多，子后申时，相火自下腾上，故作痛也。以二陈加芩、连、栀子、苍术，数饮而愈。

《素问·痿论》曰：治痿独取阳明者，何也？曰：阳明者，五脏六腑之海也，主润宗筋，宗筋主束骨而利机关。冲脉者，经脉之海，主渗灌溪谷，与阳明合于宗筋，会于气街，而阳明为之长，皆属于带脉，而络于督脉。故阳明虚则宗筋纵，带脉不引，故足痿不用。治之当各补其营而通其俞，调其虚实，和其逆顺，筋脉骨肉各以其时受月则病已。谓肝甲乙、心丙丁、脾戊己主气，法时月也。

李东垣曰：暑月病甚，则传肾肝，为痿厥。痿乃四肢痿软。厥乃四肢如火或如冰。心烦，冲脉气逆上，甚则火逆，名曰厥逆。故痿厥二病，多相须也。

《经》曰：下气不足，则痿厥心悗。宜以清燥去湿热之药，或生脉散合四苓散加酒洗黄柏、知母，以泄其湿热。

李濒湖曰：湿热成痿，乃不足中有余也，宜渗泄之药。若精血枯涸成痿，乃不足中之不足也，全要峻补之药。

《灵枢经》曰：胸气有街，腹气有街，头气有街，胫气有街。故气在头者，止之于脑；气在胸者，止之膺与背俞；气在腹者，止之背俞与冲脉于脐之左右之动脉；气在胫者，止之于气街与承山踝上以下。取此者，用毫针，先按在上久，应手乃刺而予之。所治者，头痛眩仆，腹痛中满暴胀，及有新积作痛。

《素问·举痛论》曰：寒气客于冲脉，冲脉起于关元，随腹直上。寒气客则脉不通，脉不通则气因之，故喘动应手。

王叔和《脉经》曰：两手脉浮之俱有阳，沉之俱有阴，阴阳皆盛，此冲督之脉也。冲督之脉为十二经之道路也。冲督用事，则十二经不复朝于寸口，其人若恍惚狂痴。

又曰：脉来中央坚实，径至关者，冲脉也。动苦少腹痛，上抢心，有瘕疝遗溺，胁支满烦，女子绝孕。

又曰：尺寸俱牢，直上直下，此乃冲脉，胸中有寒疝也。张仲景曰：伤寒动气在右，不可发汗，汗之则衄而渴。心苦烦，饮水即吐。先以五苓散，次以竹叶汤。不可下，下之则津液内竭，头眩咽燥，鼻干心悸。竹叶汤。动气在左，不可发汗，汗之则头眩汗不止，筋惕肉瞤，此为难治。或先用防风白术牡蛎汤，次用小建中汤。不可下，下之则腹里拘急不止，动气反剧，身虽有热，反欲拳。先服甘草干姜汤，次服小建中汤。动气在上，不可发汗，汗之则气上冲，正在心端。李根汤。不可下，下之则心中热烦，身热汗泄，欲水自灌。竹叶汤。动气在下，不可发汗，汗之则无汗，心中大烦，骨节疼，头痛目运，恶寒吐谷。先服大陈皮汤，次服小建中汤。不可下，下之则腹满，卒起头眩，食则下清谷，心下痞坚。甘草泻心汤。

李濒湖曰：此乃脐之左右上下，有气筑筑然牢而痛，正冲、任、足少阴、太阴四经病也。成无己注文，以为左肝右肺，上心下脾，盖未审四脏乃兼邪耳。

岐伯曰：海有东西南北，人亦有四海以应之。胃者，水谷之海，其输上在气街，下至三里。冲脉为十二经之海，其输上在于大杼，下出于巨虚之上下廉。膻中者，为气之海，其输上在于柱骨之上下，前在人迎。脑为髓之海，其输上在于盖，下在风府。气海有余，气满胸中，悗息面赤气；气海不足，则气少不足以言。血海有余，则常想其身大，怫然不知其所病；血海不足，亦常想其身小，狭然不知其所病。水谷之海有余，则腹满；水谷之海不足，则饥不受食。髓海有余，则轻劲多力，自过其度；髓海不足，则脑转耳鸣，胫酸眩冒，目无所见，懈怠安卧。

任　脉

　　任为阴脉之海，其脉起于中极之下，少腹之内，会阴之分（在两阴之间），上行而外出，循曲骨（横骨上毛际陷中），上毛际，至中极（脐下四寸，膀胱之募），同足厥阴、太阴、少阴，并行腹里，循关元（脐下三寸，小肠之募，三阴、任脉之会）、历石门（即丹田，一名命门，在脐下二寸，三焦募也）、气海（脐下一寸半宛宛中，男子生气之海），会足少阳、冲脉于阴交（脐下一寸，当膀胱上口，三焦之募），循神阙（脐中央）、水分（脐上一寸，当小肠下口），会足太阴于下脘（脐上二寸，当胃下口），历建里（脐上三寸），会手太阳、少阳、足阳明于中脘（脐上四寸，胃之募也），上上脘（脐上五寸）、巨阙（鸠尾下一寸，心之募也）、鸠尾（蔽骨下五分）、中庭（膻中下一寸六分陷中）、膻中（玉堂下一寸六分，直两乳中间）、玉堂（紫宫下一寸六分）、紫宫（华盖下一寸六分）、华盖（璇玑下一寸）、璇玑（天突下一寸）。上喉咙，会阴维于天突、廉泉（天突在结喉下四寸宛宛中，廉泉在结喉上舌下中央），上颐，循承浆，与手足阳明、督脉会唇下陷中，环唇上至下龈交，复出分行，循面系两目下之中央，至承泣而终（目下七分，直瞳子陷中二穴）。凡二十七穴。

《难经》《甲乙经》并无循面以下之说。

任、冲之别络，名曰尾翳。下鸠尾，散于腹，实则腹皮痛，虚则痒瘙。

《灵枢经》曰：缺盆之中，任脉也，名曰天突。其侧动脉人迎，足阳明也。

任脉为病

《素问》曰：任脉为病，男子内结七疝，女子带下瘕聚。

又曰：女子二七而天癸至，任脉通，太冲脉盛，月事以时下。七七任脉虚，太冲脉衰，天癸竭，地道不通，故形坏而无子。

又曰：上气有音者，治其缺盆中。谓天突穴也，阴维、任脉之会，刺一寸，灸三壮。

《脉经》曰：寸口脉来，紧细实长至关者，任脉也。动苦少腹绕脐，下引横骨，阴中切痛，取关元治之。

又曰：横寸口边，脉丸丸者，任脉也。苦腹中有气如指上抢心，不得俯仰，拘急。

督 脉

　　督乃阳脉之海，其脉起于肾下胞中，至于少腹，乃下行于腰横骨围之中央，系溺孔之端。男子循茎下至篡，女子络阴器合篡间，俱绕篡后屏翳穴（前阴后阴之间也），别绕臀，至少阴与太阳中。络者，合少阴，上股内廉，由会阳（在阴尾尻骨两旁，凡二穴），贯脊，会于长强穴（在骶骨端），与少阴会，并脊里上行，历腰俞（二十一椎下）、阳关（十六椎下）、命门（十四椎下）、悬枢（十三椎下）、脊中（十一椎下）、中枢（十椎下）、筋缩（九椎下）、至阳（七椎下）、灵台（六椎下）、冲道（五椎下）、身柱（三椎下）、陶道（大椎下）、大椎（一椎下），与手足三阳会合。上哑门（项后入发际五分），会阳维，入系舌本，上至风府（项后入发际一寸，大筋内宛宛中），会足太阳、阳维，同入脑中，循脑户（在枕骨上）、强间（百会后三寸）、后顶（百会后一寸半），上巅，历百会（顶中央旋毛中）、前顶（百会前一寸半）、囟会（百会前三寸即囟门）、上星（囟会前一寸），至神庭（囟会前二寸，直鼻上入发际五分），为足太阳、督脉之会，循额中至鼻柱，经素髎（鼻准头也）、水沟

（即人中），会手足阳明，至兑端（在唇上端），上龈交（上齿缝中），与任脉、足阳明交会而终。凡三十一穴。

督脉别络，自长强走任脉者，由小腹直上，贯脐中央，上贯心，入喉，上颐，环唇，上系两目之下中央，会太阳于目内眦睛明穴（见阴跷下），上额与足厥阴同会于巅，入络于脑。又别自脑下项，循肩膊，与手足太阳、少阳会于大杼（第一椎下两旁，去脊中一寸五分陷中），内夹脊抵腰中，入循膂，络肾。

《难经》曰：督脉、任脉，四尺五寸，合其九尺。

《灵枢经》曰：颈中央之脉，督脉也，名曰风府。

张洁古曰：督者，都也，为阳脉之都纲。任者，妊也，为阴脉之妊养。

王海藏曰：阴跷、阳跷，同起跟中，乃气并而相连。任脉、督脉，同起中极之下，乃水沟而相接。

滑伯仁曰：任督二脉，一源而二歧。一行于身之前，一行于身之后。人身之有任督，犹天地之有子午，可以分，可以合。分之以见阴阳之不离，合之以见浑沦之无间，一而二，二而一者也。

李濒湖曰：任督二脉，人身之子午也，乃丹家阳火阴符升降之道，坎水离火交媾之乡。故魏伯阳《参同契》云：上闭则称有，下闭则称无。无者以奉上，上有神德居。此两孔穴法，金气亦相须。崔希范《天元入药镜》云：上鹊桥，下鹊桥；天应星，地应潮。归根窍，复命关，贯尾闾，通泥丸。《大道三章直指》云：修丹之士，身中一窍，名曰玄牝。正在乾之下，坤之上，震之西，兑之东，坎离交媾之地，在人身天地之正中，八脉、九窍、十二经、十五络联辏。虚间一穴，空悬黍珠，医书谓之任督二脉。此元气之所由生，真息之所由起。修丹之士不明此窍，则真息不生，神化无基也。俞琰注《参同契》云：人身血气，往来循环，昼夜不停。医书有任督二脉，人能通此二脉，则百脉皆通。《黄庭经》言：皆在心内运天经，昼夜存之自长生。天经乃吾身之黄道，呼吸往来于此也。鹿运尾闾，能通督脉；龟纳鼻息，能通任脉，故二物皆长寿。此数说，皆丹家河车妙旨也。而药物火候，自有别传。

王海藏曰：张平叔言铅乃北方正气，一点初生之真阳，为丹母。其虫为龟，即坎之二阴也，地轴也；一阳为蛇，天根也。阳生于子脏之命门，元气之所系，出入于此。其用在脐下，为天地之根，玄牝之门，通厥阴。分三歧为三车，一念之非，降而为漏。一念之见，守而成铅。升而接离，补而成乾。阴归阳化，是以还元，至虚至静，道法自然，飞升而仙。

督脉为病

《素问·骨空论》云：督脉生疾，从少腹上冲心而痛，不得前后，为冲疝。女子为不孕，癃痔遗溺，嗌干，治在骨上（谓腰横骨上毛际中，曲骨穴也）。甚者在脐下营（脐下一寸，阴交穴也）。

王启玄曰：此乃任冲二脉之病，不知何以属之督脉。

李濒湖曰：督脉虽行于背，而别络自长强走任脉者，则由少腹直上贯脐中，贯心入喉上颐环唇，而入于目之内眦，故显此诸证，启玄盖未深考尔。

《素问》曰：督脉实则脊强反折，虚则头重高摇之，夹脊之有过者，取之所别也。

秦越人《难经》曰：督脉为病，脊强而厥。

王海藏曰：此病宜用羌活、独活、防风、荆芥、细辛、藁本、黄连、大黄、附子、乌头、苍耳之类。

张仲景《金匮》云：脊强者，五痉之总名。其证卒口噤，背反张而瘈疭。诸药不已，可灸身柱、大椎、陶道穴。

又曰：痉家，脉筑筑而弦，直上下行。

王叔和《脉经》曰：尺寸俱浮，直上直下，此为督脉。腰背强痛，不得俯仰，大人癫病，小儿风痫。

又曰：脉来中央浮直，上下动者，督脉也。动苦腰背膝寒，大人癫，小儿痫，宜灸顶上三壮。

《素问·风论》曰：风气循风府而上，则为脑风。风入系头，则为目风眼寒。

王启玄云：脑户乃督脉、足太阳之会故也。

带　脉

　　带脉者，起于季胁足厥阴之章门穴，同足少阳循带脉穴（章门，足厥阴、少阳之会，在季肋骨端，肘尖尽处是穴；带脉穴属足少阳经，在季胁下一寸八分陷中），围身一周，如束带然。又与足少阳会于五枢（带脉下三寸）、维道（章门下五寸三分）。凡八穴。

　　《灵枢经》曰：足少阴之正，至腘中，别走太阳而合，上至肾，当十四椎出属带脉。

　　杨氏曰：带脉总束诸脉，使不妄行，如人束带而前垂，故名。妇人恶露，随带脉而下，故谓之带下。

带脉为病

秦越人曰：带之为病腹满，腰溶溶如坐水中。_{溶溶，缓慢貌。}

《明堂》曰：带脉二穴，主腰腹纵，溶溶如囊水之状。妇人小腹痛，里急后重，瘛疭，月事不调，赤白带下，可针六分，灸七壮。

张洁古曰：带脉之病，太阴主之，宜灸章门二穴三壮。

《素问》曰：邪客于太阴之络，令人腰痛引小腹控眇，不可以仰息。_{眇谓季胁下之空软处。}

张仲景曰：大病瘥后，腰以下有水气，牡蛎泽泻散主之。若不已，灸章门穴。

王叔和曰：带脉为病，左右绕脐腰脊痛，冲阴股也。

王海藏曰：小儿癞疝，可灸章门三壮而愈。以其与带脉行于厥阴之分，而太阴主之。

又曰：女子经病血崩，久而成枯者，宜涩之益之。血闭久而成竭者，宜益之破之。破血有三治：始则四物，入红花，调黄芪、肉桂；次则四物，入红花，调鲮鲤甲、桃仁、桂，童子小便和酒煎服；末则四物，入红花，调易老没药散。

张子和曰：十二经与奇经七脉，皆上下周流。惟带脉起少腹之侧，季胁之下，环身一周，络腰而过，如束带之状。而冲任二脉，循腹胁夹脐旁，传流于气冲，属于带脉，络于督脉。冲任督三脉，同起而异行，一源而三歧，皆络带脉。因诸经上下往来，遗热于带脉之间，客热郁抑，白物满溢，随溲而下，绵绵不绝，是为白带。《内经》云：思想无穷，所愿不得，意淫于外，入房太甚，发为筋痿，及为白淫。白淫者，白物淫衍，如精之状，男子因溲而下，女子绵绵而下也。皆从湿热治之，与治痢同法。赤白痢，乃邪热传于大肠；赤白带，乃邪热传于小肠。后世皆以赤为热，白为寒，流误千载，是医误之矣。又曰：《资生经》载一妇人患赤白带下，有人为灸气海未效，次日为灸带脉穴，有鬼附耳云：昨日灸亦好，只灸我不著，今灸著我，我去矣，可为酒食祭我。其家如其言祭之，遂愈。予初怪其事，因思晋景公膏肓二鬼之事，乃虚劳已甚，鬼得乘虚居之。此妇抑或劳心虚损，故鬼居之。灸既著穴，不得不去。自是凡有病此者，每为之按此穴，莫不应手酸痛，令归灸之，无有不愈。其穴，在两胁季肋之下一寸八分，若更灸百会穴，尤佳。《内经》云：上有病，下取之；下有病，上取之。又曰：上者下之，下者上之。是矣。

刘宗厚曰：带下多本于阴虚阳竭，营气不升，经脉凝涩，卫气下陷，精气积滞于下焦奇经之分，蕴酿而成。以带脉为病得名，亦以病形而名。白者属气，赤者属血。多因醉饱房劳，服食燥热所至。亦有湿痰流注下焦者，肾肝阴淫湿胜者，或惊恐而木乘土位，浊液下流，或思慕无穷，发为筋痿，所谓二阳之病发心脾也。或余经湿热，屈滞于少腹之下，或下元虚冷，子宫湿淫。治之之法，或下或吐，或发中兼补，补中兼利，燥中兼升发，润中兼温养或温朴，或收涩，诸例不同，亦病机之活法也。

巢元方《病源》曰：肾着病，腰痛冷如冰，身重，腰如带五千钱，不渴，小便利。因劳汗出，衣里冷湿而得，久则变为水也。《千金》用肾着汤，《三因》用渗湿汤，东垣用独活汤主之。

气口九道脉

《手检图》曰：肺为五脏华盖，上以应天，解理万物，主行精气，法五行，应四时，知五味。气口之中，阴阳交会，中有五部，前后左右，各有所主，上下中央，分为九道，诊之则知病邪所在也。

李濒湖曰：气口一脉，分为九道，总统十二经，并奇经八脉，各出诊法，乃岐伯秘授黄帝之诀也。扁鹊推之，独取寸口以决死生。盖气口为百脉流注朝会之始，故也。三部虽传，而九道沦隐，故奇经之脉，世无人知，今撰为图，并附其说于后，以泄千古之秘藏云。

岐伯曰：前部如外者，足太阳膀胱也。动苦目眩头项腰背强痛，男子阴下湿痒，女子少腹痛引命门，阴中痛，子脏闭，月水不利。浮为风，涩为寒，滑为劳热，紧为宿食。

中部如外者，足阳明胃也。动苦头痛面赤。滑为饮，浮为大便不利，涩为嗜卧，肠鸣不能食，足胫痹。

后部如外者，足少阳胆也，动苦腰背腑股肢节痛。浮为气，涩为风，急为转筋为劳。

前部如内者，足厥阴肝也。动苦少腹痛引腰，大便

诊左手手九道图

诊右手内外反此

右左弹者　阳跷者
带左脉右者　太阴
阴跷右者　阴跷者

前如内者　足厥阴
中如内者　足太阴
后如内者　足少阴

三部俱浮直上直下者　督脉
后部中央直者手心主
三部俱牢直上直下者　冲脉

前如外者　足
中如外者　足阳明
后如外者　足少阳
后部中央直者手太阴　阳明

阴跷左者　太阳
带左脉右者
阴跷左者

不利，男子茎中痛，小便难，疝气两丸上入，女子月水不利，阴中寒，子户闭，少腹急。

中部如内者，足太阴脾也。动苦腹满胃中痛，上管有寒食不下，腰上状如居水中。沉涩为身重，足胫寒痛，烦满不能卧，时咳唾有血，泄利食不化。

后部如内者，足少阴肾也。动苦少腹痛，与心相引，背痛，小便淋，女人月水来，上抢心胸，胁满，股里拘急。

气口九道脉　39

前部中央直者，手少阴心、手太阳小肠也。动苦心下坚痛，腹胁急。实急者为感忤，虚者为下利肠鸣，女子阴中痒痛，滑为有娠。

中部中央直中者，手厥阴心主也。动苦心痛，面赤多喜怒，食苦咽。微浮苦悲伤恍惚，涩为心下寒，沉为恐怖，如人将捕之状，时寒热，有血气。

后部中央直者，手太阴肺、手阳明大肠也。动苦咳逆，气不得息。浮为风，沉为热，紧为胸中积热，涩为时咳血。

前部横于寸口丸丸者，任脉也。动苦少腹痛，逆气抢心胸，拘急不得俯仰。《脉经》云：寸口脉紧细实长下至关者，任脉也。动苦少腹绕脐痛，男子七疝，女子瘕聚。

三部俱浮，直上直下者，督脉也。动苦腰脊强痛，不得俯仰，大人癫，小儿痫。

三部俱牢，直上直下者，冲脉也。苦胸中有寒疝。《脉经》曰：脉来中央坚实，径至关者，冲脉也。动苦少腹痛，上抢心，有瘕疝遗溺，女子绝孕。

前部左右弹者，阳跷也。动苦腰背痛，癫痫，僵仆羊鸣，偏枯痛痹，身体强。

中部左右弹者，带脉也。动苦少腹痛引命门，女子月事不来，绝继复下，令人无子，男子少腹拘急，或失精也。

后部左右弹者，阴跷也，动苦癫痫寒热，皮肤强痹，少腹痛，里急，腰胯相连痛，男子阴疝，女子漏下不止。

从少阴斜至太阳者，阳维也。动苦颠仆羊鸣，手足相引，甚者失音不能言，肌肉痹痒。

从少阳斜至厥阴者，阴维也。动苦癫痫，僵仆羊鸣，失音，肌肉痹痒，汗出恶风。